Tea Cleanse

Der ultimative Leitfaden für Anfänger und Aktionsplan für eine Tee-Reinigungsdiät zur Gewichtsreduktion – eine natürliche Lösung zur Entgiftung und Steigerung des Stoffwechsels Ihres Körpers.

Von Jennifer Louissa

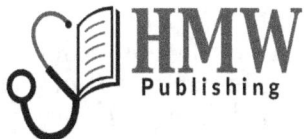

Für weitere tolle Bücher besuchen Sie uns:

HMWPublishing.com

Ein weiteres Buch kostenlos herunterladen

Ich möchte mich bei Ihnen für den Kauf dieses Buches bedanken und Ihnen ein weiteres Buch (genauso lang und wertvoll wie dieses Buch), „7 Fitnessfehler, von denen Sie nicht wissen, dass Sie sie machen", völlig kostenlos anbieten.

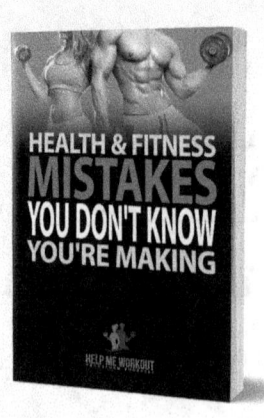

Klicken Sie auf den untenstehenden Link, um sich anzumelden und es zu erhalten:

www.hmwpublishing.com/gift

In diesem Buch werde ich 7 der häufigsten Fitnessfehler aufschlüsseln, die einige von Ihnen wahrscheinlich begehen, und ich werde enthüllen, wie Sie leicht in die beste Form Ihres Lebens kommen können!

Zusätzlich zum 7 Fitness-Fehlerbuch haben Sie auch die Möglichkeit, unsere neuen Bücher kostenlos zu erhalten, Werbegeschenke zu erhalten und andere wertvolle E-Mails von mir zu erhalten. Nochmals, hier ist der Link zur Anmeldung:

www.hmwpublishing.com/gift

Inhaltsverzeichnis

Buchbeschreibung 6

Einführung 8

Kapitel 1: Was sind Toxine? 12

Die verschiedenen Quellen von Toxinen 15

Wie wirken sich Toxine auf Sie aus? 19

Kapitel 2: Entgiftung mit Tee – kurz und bündig...21

Echter Tee zur Entgiftung? 22

Baut Ihr Immunsystem auf 25

Bändigt den Appetit 25

Hilft dem Körper bei der Verdauung 27

Was passiert in Ihrem Körper während der Reinigung? 28

Wichtige Hinweise vor Beginn der Entgiftung mit Tee 30

Kapitel 3: Die Wahrheit über Teebeutel 33

Kapitel 4: Beste Teesorte zur Entgiftung 40

Kapitel 5: Die Vorteile von Entgiftung mit Tee 44

Grüner Tee: 45

Schwarzer Tee: 46

Darjeeling-Tee: 46

Blühender Tee: 47

Weißer Tee: 48

Kapitel 6: Richtige Teezubereitung 49

Wasser 49

Art der Teekannen 50

Quellzeiten und Temperaturen 52

Richtlinien 53

Kapitel 7: Klassifizierung Ihrer Teeblätter 58

Kapitel 8: Wie wählen Sie den richtigen Tee für die Entgiftung? 65

Vollblatt oder gebrochener Tee? 65

Was sind die Teevorteile, nach denen Sie suchen? 67

Kapitel 9: Entgiftungsplan 76

Kapitel 10: Erinnerungen und Kernpunkte 81

Fazit 89

Schlussworte 91

Über den Co-Autor 93

BUCHBESCHREIBUNG

Es gab viele Ausflüge ins Fitnessstudio und sie sind nie in Ihrem Alltag gelandet. Das Fitnessstudio ist gut, bis Ihre Schule wieder anfängt oder Ihr Chef Ihnen mehr Arbeit gibt, und Sie erkennen, dass in Ihrem engen Alltag keine Zeit dafür ist und Sie das unnötige Fett unter Ihrer Berührung fühlen.

Die Diätpläne stecken in Ihrem Kühlschrank und es war schwer, sie zu versuchen. Gemüse und Obst zu essen macht Spaß, bis Sie spüren, wie die Lethargie und Schwäche einsetzt. Es ist noch nicht zu spät, wenn Sie das Gefühl haben, dass die Stimmung auf Sie zuschlägt Essensplatz. Wenn Sie dies lesen, werden Sie einen einfachen Weg kennen, um Gewicht zu verlieren und die Giftstoffe auszuspülen.

Es gibt nichts Trauriges, als sich hilflos zu fühlen und

nichts dagegen tun zu können. In diesem Buch erfahren Sie Schritt für Schritt, wie Sie auf erstaunliche Weise Gewicht verlieren und wie Sie es gerne anwenden.

In diesem Buch werden Sie über Folgendes informiert:

- Was sind Giftstoffe und wie sie für den Körper schädlich sind?

- Welche Probleme haben Sie beim Abnehmen?

- Wenn die Giftstoffe in Ihrem Körper bleiben, wie sie Ihnen schaden.

- Die Entgiftung mit Tee ist eine sehr einfache Möglichkeit, Gewicht zu verlieren und den Stoffwechsel zu beschleunigen.

EINFÜHRUNG

Wenn es eine Sache gibt, die wir nicht über Toxine wissen, kann es ausreichen, sie in einer bestimmten Menge in unserem Körper zu haben, um das Etikett schädlich zu machen.

Zwar gibt es so viele Möglichkeiten, wie verschiedene Toxine auf uns wirken, aber eine der bekanntesten Auswirkungen ist, dass wir fett werden. Viele dieser Giftstoffe gelangen in unser System als Bestandteil von ungesunden Lebensmitteln, die wir offensichtlich auswählen.

Zweifellos haben die meisten von uns bereits die Phase durchlaufen, in der wir uns nur dafür entschieden haben, anderen Menschen und Dingen die Schuld zu geben. Geben Sie zu, viele von uns denken, dass es angenehmer ist, etwas anderes als sich selbst zu beschuldigen, aber denken Sie noch einmal darüber nach. Unabhängig davon, wen Sie beschuldigen, wird es Ihre Gesundheit immer noch nicht verbessern.

Wir gehen also zu Ihrem plötzlichen Drang über, endlich Abhilfe zu schaffen, und die Teereinigung sowie andere gesunde Optionen treten plötzlich in Erscheinung. Aber was ist eine Teereinigung? Ist es eine sinnvolle Option, die Ordnung beizubehalten, oder werden Sie nur von innen gereinigt? Tauchen wir tiefer in die Fakten über die Reinigung von Tee ein. Sie werden bald herausfinden, warum die alte Welt es so sehr schätzte. Nochmals vielen Dank, dass Sie sich für dieses Buch entschieden haben. Ich hoffe, Sie lesen es und bitte vergessen Sie nicht, uns eine ehrliche Rezension zu hinterlassen ☺!

Außerdem empfehle ich Ihnen, bevor Sie anfangen, sich für unseren E-Mail-Newsletter anzumelden, um über neue Buchveröffentlichungen oder Werbeaktionen informiert zu werden. Sie können sich kostenlos anmelden und erhalten als Bonus ein kostenloses Geschenk: unser Buch „*Gesundheits- & Fitnessfehler, von denen Sie nicht wissen, dass Sie sie machen*"! Dieses Buch wurde geschrieben, um zu entmystifizieren, die wichtigsten Vor- und Nachteile aufzudecken und Sie endlich mit den Informationen auszustatten, die Sie benötigen, um sich in der besten Form Ihres Lebens zu befinden. Aufgrund der überwältigenden Menge an Fehlinformationen und Lügen, die von Magazinen und selbsternannten „Gurus" erzählt werden, wird es immer schwieriger, zuverlässige Informationen zu erhalten, um in Form zu kommen. Im Gegensatz zu dutzenden von voreingenommenen, unzuverlässigen und nicht vertrauenswürdigen Quellen, um Ihre Gesundheits- und Fitnessinformationen zu erhalten. In diesem Buch ist alles aufgeschlüsselt, was Sie brauchen, damit Sie es leicht nachvollziehen und sofort Ergebnisse erzielen können, um Ihre gewünschten Fitnessziele in kürzester Zeit zu erreichen.

Um sich erneut für unseren kostenlosen E-Mail-Newsletter anzumelden und ein kostenloses Exemplar dieses wertvollen Buches zu erhalten, besuchen Sie bitte den Link und melden

Sie sich jetzt an: www.hmwpublishing.com/gift

Kapitel 1: Was sind Toxine?

Wir haben das Wort *Toxine* schon so lange gehört, dass wir gelernt haben, entweder seine wahre Bedeutung zu ignorieren oder nicht einmal herauszufinden, was es bedeutet.

Für viele sind Toxine die Dinge, die unser Körper auf natürliche Weise ausscheidet, um sich selbst zu reinigen und zu schützen. Das kann ganz richtig sein, aber das beantwortet nicht genau das, den „Was"-Teil.

Toxine sind schädliche Substanzen, die umweltbedingt, biologisch und sogar autogen sein können. Das heißt, sie stammen aus der Umwelt (Luft, Wasser, die Lebensmittel, die wir essen, und auch die Chemikalien, die wir in unserem täglichen Leben verwenden) oder aus den Nebenprodukten unseres Körpers. Diese Dinge verursachen nichts anderes als Schaden. Kurz gesagt, sie sind Gift für uns. Bei den autogenen Toxinen handelt es sich um die Toxine, mit denen wir geboren wurden und die aus den Generationen von

Toxinen stammen, denen unsere Familie ausgesetzt ist.

Es ist auch gut für Sie zu wissen, dass Toxine nicht nur Ihren Körper, sondern auch Ihren Geist vergiften. Wieso das? Sie schleichen sich sanft in Ihr System ein. Sie werden es nicht einmal fühlen, bis es bereits zu spät ist. Erstens wirken sie sich langsam auf Ihren Körper aus und behindern ihn daran, gut zu funktionieren. Dieser Effekt alleine kann bereits zu Stress führen, was dazu führt, dass unser Körper versucht, einen Weg zu finden, wie er funktionieren sollte. Dies trägt zu Ihrer Frustration bei, dass Sie in letzter Zeit immer wieder das Gefühl haben, dass etwas nicht stimmt.

Stress behindert nicht nur die tägliche Arbeit und die regelmäßige Funktion Ihres Körpers, sondern beeinträchtigt auch Ihr gewohntes Verhalten und kann, wenn er unbeaufsichtigt bleibt, zum Ausbrennen führen. Burnout wird Sie nicht umbringen. Was Sie umbringen wird, sind die Komplikationen, denen Sie ausgesetzt sind. Sie sehen, wenn eine Person ausgebrannt ist, sinkt ihr Immunsystem und Sie sind einem hohen Krankheitsrisiko ausgesetzt. Diese Krankheit, der Sie ausgesetzt sind, wird Sie schließlich töten.

Ich bin mir ziemlich sicher, dass niemand will, dass ihnen das passiert.

Diese Gifte haben auch verschiedene Formen und Quellen und erreichen ungefähr 600 Variationen, geben oder nehmen einige. Mit einer Liste von Giften wie diesem kann man sagen, dass fast alles um Sie herum Giftstoffe enthält. Was hat Essen mit ihnen zu tun?

Das Beobachten unserer Nahrungsaufnahme hilft uns, die Giftstoffe zu reduzieren, die in unseren Körper gelangen oder in ihm produziert werden. Lassen Sie mich jedoch klar sein, dass das Beobachten, was wir essen, uns nicht allzu sehr dabei hilft, die Gifte aus unserem System zu verbannen. Der einzige Weg für uns, diese schädlichen Dinge abzulassen, ist das Urinieren und Stuhlgang. Was den Glauben betrifft, dass Schweiß beim Entfernen hilft, nicht wirklich. Sie können den ganzen Tag laufen oder einen Weg finden, übermäßig zu schwitzen. Ja, Sie werden abnehmen, aber die Giftstoffe werden immer noch da sein.

DIE VERSCHIEDENEN QUELLEN VON TOXINEN

Luft - Toxine aus der Luft gelangen durch unsere Haut und Lunge.

- Jede brennende organische Verbindung* ist bereits ein Gift, weil sie Teer produziert, der durch die Atemwege fließt und schließlich die Lunge schädigt. Ein gutes Beispiel ist ein Teer aus dem Rauchen oder Passivrauchen, Joystickrauch als Entspannungsmittel für Massagen, Yogasitzungen und sogar Tai Chi Unterricht.

- Ammoniak, das im tierischen Urin vorkommt, der seit Tagen steht, oder Zigaretten.

- Chemische Reinigungsmittel, insbesondere solche mit starkem Rauch wie Bleichmittel oder Muriasäure.

- Chemisches Spray wie z.B. Lufterfrischer.

- Dämpfe von Feuerwerkskörpern, petrochemischen Produkten, Nagellacken, Haarspray, Flugzeugkabinenflugzeugen, Verkehrsdämpfen,

Druckertinten und mehr.

*Organische Verbindung – jede feste, flüssige oder gasförmige Verbindung, die Kohlenstoff in ihren Molekülen enthält.

Wasser (nicht aufgenommen) – Gifte von Wasser gelangen durch unsere Augen, Haut und Luft.

- Chlor, Chloroform, Schwefelwasserstoff und Trichlorethylen, die beim Baden aufgenommen werden können, besonders bei heißen Duschen, die die natürlichen Öle unseres Körpers entfernen und unsere Poren freigeben.

- Chloramine, Trichloramin, Trihalomethane und andere Ammoniumverbindungen (Urin, Lotion, Hautöl, Schuppen von trockener Haut), die beim Baden in Teichen, Seen, Flüssen und dem Meer aufgenommen werden können.

Wasser (aufgenommen)

- Fluorid, Chlor, Cadmium aus Leitungswasser, Mineralwasser und Brunnenwasser.

- Lebensmittel

- Dazu gehören Getränke aus Saftpulver, Kaffee, Tee oder Obst und Gemüse, die von den Landwirten mit Chemikalien besprüht werden.

- Zusatzstoffe, Lebensmittelfarbstoffe, Mononatriumglutamat (MSG), Konservierungsstoffe, künstliche Aromen, künstliche Süßstoffe und mehr, die Sie in Ihren regulären, im Laden gekauften Lebensmitteln finden.

Chemikalien

- Medikamente wie Antibiotika.

- Impfstoffe, die Quecksilber oder Thimerosal (organisches Quecksilber) enthalten.

- Tattoo-Tinte enthält Quecksilber.

- Quecksilberhaltige Amalgamfüllungen.

- Shampoo, Conditioner, Make-up, Lotion, Mundwasser mit Konservierungsmitteln wie Paraben, Propylparaben, Ethylparaben, Methylparaben, die Ihre Krebszellen aktivieren können. Sulfate, die Konservierungs- und Schaumbildner, die allergieähnliche Symptome wie Atembeschwerden oder Nesselsucht verursachen. PEG oder Polyethylenglykol, ein Verdickungsmittel, Weichmacher oder Feuchtigkeitsträger, der die natürliche Feuchtigkeit Ihrer Haut reduziert und Sie mehr Bakterien aussetzt.

PEG oder Polyethylenglykol, wenn auf dem Etikett für Inhaltsstoffe angegeben, wird normalerweise von einem Bündel von Zahlen wie PEG-40 oder PEG-150 gefolgt. Je höher die Zahl, die dem Akronym PEG folgt, desto sicherer ist es, denn je niedriger die Zahl, desto einfacher ist es für Ihre Haut, sie aufzunehmen.

Gut zu wissen: Der menschliche Körper ist täglich etwa 200 Arten von organischen Chemikalien ausgesetzt, die *durch die Aufnahme von Lebensmitteln und deren Zusatzstoffen, die Verwendung von Reinigungsmitteln, Körperpflegeprodukten und sogar Make-up entstehen.*

WIE WIRKEN SICH TOXINE AUF SIE AUS?

Die Wahrheit ist, dass es viele Produkte und Dinge gibt, die wir in unserem täglichen Leben verwenden und die Chemikalien enthalten. Diese Chemikalien sind alle potenziell giftig. Sobald sie ein bestimmtes Niveau erreichen, können sie Sie beeinträchtigen. Wieso das? Hängt von der Dosierung oder der Menge ab, die wir in unserem Körper haben. Hinzu kommt die Tatsache, dass wir uns entweder dafür entscheiden, ihre endgültigen Auswirkungen zu ignorieren oder sie nicht mit Vorsicht zu betrachten, weil wir sie nicht sehen.

Wir Menschen sind es gewohnt, Schaden nur dann zu erkennen, wenn wir ihn groß und direkt vor unseren Augen sehen können. Bis dahin scheint für uns alles in Ordnung zu sein, auch wenn die Wahrheit etwas anderes sagt.

KAPITEL 2: ENTGIFTUNG MIT TEE – KURZ UND BÜNDIG

Die Entgiftung mit Tee ist für viele eine Methode, um eine Tee-*„Diät oder Entschlankung"*, durchzuführen und eine ganze Reihe von Lebensmittelgruppen zu meiden, um die *„Toxine"* aus ihrem System zu entfernen, die das Abnehmen beschleunigen.

So wird Ihre Teeentgiftung nicht ablaufen. In der Tat sollte niemandes Entgiftungsmethode mit Tee so verfahren, weil es gefährlich für Ihre Gesundheit ist. Sie werden stattdessen echte Tees und *Tisanes* oder Kräutertees verwenden. Sie werden Ihren Körper nicht zwingen, etwas zu tun. Alles, was Sie tun werden, ist sanft gesunde Dinge in Ihren Körper einzuführen und ihn zu ermutigen, Ihr System zu reinigen, damit es gut funktioniert.

Um ganz klar zu sein, wir sprechen nicht über diese Diät oder das Abnehmen mit Tee. Wir sprechen über die wahren und die pflanzlichen Tees, die Ihnen tatsächlich gesundheitliche Vorteile bringen.

ECHTER TEE ZUR ENTGIFTUNG?

Es ist bekannt, dass Kräutertees zur Entgiftung mit Tee verwendet werden: es gibt kein problem damit. Aber echte Tees? Gibt es so etwas – Entgiftung mit echtem Tee?

Ja, so etwas gibt es. Vertrauen Sie mir. Bevor ich überhaupt mit losen Blättern angefangen habe (lassen Sie mich übrigens sagen, dass Sie nicht zurückkehren, wenn Sie loslegen), habe ich früher echten Tee in Teebeuteln getrunken, nur weil ich wollte. Ich wollte nicht schlanker werden; Ich möchte mich nur wärmer fühlen und meinen Kaffeekonsum verringern. Ich hatte diese Fixierung mit Earl Grey – es ist eine Art schwarzer Tee.

Zwei Wochen sind vergangen, ich trinke meinen Earl Grey noch ein oder zwei Tassen täglich. Dann bemerkte ich, dass mein Stoffwechsel besser wurde, wie der Stuhlgang im Alltag etwas besser. Einige meiner Klamotten, die sich wundgerieben hatten, scheuern nicht mehr. Alle meine Kleider passen bequem. Ich schlief besser und fühlte mich leichter, nie aufgebläht. Und das war nur ein zweiwöchiger Konsum von schwarzem Tee. Stellen Sie sich das mit grünem Tee vor.

Und, komm schon, wenn echter Tee nicht für die Entgiftung mit Tee gedacht ist, wie erklären Sie dann das lächerlich lange Leben der alten Chinesen und anderer Ostasiaten, die nur Tee tranken? Sie trinken morgens, mittags, abends, während und nach den Mahlzeiten Tee, nur zum Spaß, wenn sie krank sind, an Geburtstagen und zu jeder Zeit. Tee ist für sie wie Wasser, und das sagt etwas aus, weil sie echten Tee konsumieren.

Als erstes müssen Sie wissen, dass wir Optionen für die Art von Tee haben, die Sie verwenden möchten. Unsere

Teeoptionen sind grüner Tee, schwarzer Tee, weißer Tee, Oolong, Rooibos, Pfefferminze, Darjeeling, Löwenzahntee und andere blühende Tees.

Mit all diesen Optionen führt Ihr Körper eine natürliche Entgiftung durch, ohne dass Sie ihn zwingen müssen, in diesen Modus zu wechseln. Es wäre eine gute Sache für Sie zu wissen, dass es ziemlich gefährlich ist, Ihren Körper in den Entgiftungsmodus zu zwingen, so dass dies nicht in Frage kommt.

Ihre Entgiftung erfolgt natürlich. Es wird Sie nicht von Ihren täglichen Aktivitäten abhalten. Sie müssen nicht fasten oder hungern. Alles, was Sie tun müssen, ist, täglich Ihren Tee zu trinken, auf die Portionierung zu achten, ein bisschen Bewegung zu treiben und alles ist in Ordnung. Tatsächlich können Sie den Tee sogar trinken, nur weil Sie ihn trinken möchten. Genießen Sie es einfach und während Ihr Körper allmählich heilt und sich selbst schützt.

Sie müssen nicht einen ganzen Tag von der Arbeit abwarten, um Ihren Tee zu trinken und sich den Rest des Tages über Sorgen über Magenprobleme und lästige Toilettengänge zu machen. Das wird mit diesen klassischen Tee-Optionen nicht passieren.

BAUT IHR IMMUNSYSTEM AUF

Sie werden feststellen, dass unabhängig von der Art oder dem Geschmack des Tees, den Sie zur Reinigung verwenden, alle Tees gut für Ihr Immunsystem sind, weil sie es stärken können.

Alle klassischen Kräutertees enthalten ein Antioxidans, das für Ihren Körper von großem Nutzen ist, insbesondere der schwarze, weiße und grüne Tee.

BÄNDIGT DEN APPETIT

Ja, Tees können Ihren Appetit zügeln. Es gibt zwar Tee, der sich natürlich auf diese Funktion spezialisiert hat, aber es wäre gut zu wissen, dass Tee im Allgemeinen nützlich ist, um Ihren Appetit zu zügeln. Sie fühlen sich länger satt, als bevor

Sie Ihren Tee getrunken haben. Wissen Sie, warum?

Katechine! Mit vielen Antioxidantien, die Sie in all diesen natürlichen Tees finden können, ist Katechin sicherlich eines der darin enthaltenen Antioxidantien. Es regt Ihren Körper dazu an, Ihren zusätzlichen Fettvorrat zu verbrauchen, also ist alles gut für Sie.

Eine andere gute Sache, die Katechine tun, ist, Ihren Blutzucker auszugleichen. Dies geschieht, indem der Anstieg Ihres Blutzuckerspiegels verlangsamt wird. Wie?

Sie sehen, Zucker in unserem System zu reisen, muss an eine Blutzelle gebunden werden. Sobald es in unser System gelangt und einen bestimmten Höchststand erreicht hat, wird das Insulin in unserer Bauchspeicheldrüse ausgelöst. Insulin beginnt dann, diesen Zucker in unserem Blut zu verwenden und wandelt ihn in Energie um, die wir verwenden können, oder speichert ihn, wenn wir genug Energie haben, so, dass Insulin ihn leicht für die zukünftige Verwendung umwandeln kann, sobald unsere Energie aufgebraucht ist.

Dieser gesamte Prozess wird durch Katechine verlangsamt. Sie erhalten wiederum Blut (ohne Zucker), das in Ihrem System zirkuliert, während der Zucker durch Katechine unter Kontrolle gehalten wird. Durch das Trinken von Tee wird Ihre Schwelle für den Energieverbrauch erhöht, wodurch Ihr Körper dazu angeregt wird, seine Fettreserven zu nutzen. Dann verlangsamt es die Bindung von Zucker an Ihr Blut und hält Ihren Blutzucker- und Insulinspiegel effizient im Gleichgewicht. Wenn Ihr Blutzucker ausgeglichen ist, wird Ihr Körper Ihr Gehirn nicht auffordern, Sie um eine Nahrungsversorgung zu bitten.

Hilft dem Körper bei der Verdauung

Tees helfen Ihrem Körper, weil sie diese entzündungshemmenden Eigenschaften haben, die Ihr Verdauungssystem vor Unannehmlichkeiten schützen. Wenn Sie es heiß trinken, hilft es auch bei der Reinigung Ihres Darms.

Wenn Sie eine ölige Nahrung in den Kühlschrank stellen und sehen, wie das Öl zu erstarren beginnt, ist das so ziemlich das, was in Ihrem Darm passiert, wenn Sie es lieben, fettige Lebensmittel zu essen und danach etwas Kaltes zu trinken. Also, regelmäßiges Trinken von heißem Tee reinigt allmählich Ihren Magen von diesem Dreck, was zu einer glatteren Verdauung führt. Plus, wenn Sie heißen Tee nach einer Mahlzeit trinken, hilft es bei der Absorption viel schneller.

Was passiert in Ihrem Körper während der Reinigung?

Abgesehen von einer besseren Verdauung oder der Eindämmung Ihres Hungers fördert das Trinken von Tee das Schwitzen. Und nein, Sie schwitzen nicht, weil Ihr Körper die Giftstoffe darin loswird.

Sie schwitzen, weil Ihr Körper versucht, sich abzukühlen,

damit alles in Ihrem Körper einwandfrei funktioniert. Wenn Sie etwas Kaltes trinken, versucht Ihr Körper mit mehr Wärme umzugehen. Wenn Sie jedoch etwas Heißes oder Warmes trinken, reagiert Ihr Körper darauf, indem er die Temperatur reguliert, die häufig zu einem kälteren Gefühl führt. Ein solcher Bonus.

Deshalb ist es keine schlechte Idee, im Sommer heißen Tee zu trinken. Dies erklärt, warum Teetrinker sich nach einer Tasse heißen Tees oft erfrischt fühlen, anstatt etwas Kaltes zu trinken, das sie durstiger macht.

Tee verbrennt auch Kalorien mit Hilfe von Koffein. Koffein regt Ihren Körper dazu an, mehr Energie zu verbrauchen, wodurch mehr Kalorien verbraucht werden.

Wichtige Hinweise vor Beginn der Entgiftung mit Tee

Im Gegensatz zu der beliebten Methode, die Menschen bei der Teereinigung wie dem Fasten anwenden, konzentriert sich unsere Teereinigungsmethode auf die natürlichen Methoden. Es ist nur deshalb sinnvoll, weil wir echte Tees oder diesen Tee verwenden, der aus der Pflanze *Camellia Sinensis* stammt, und andere Kräuter, die Tees produzieren, ohne Diät zu halten oder abzunehmen, die bereits verarbeitet und mit unbekannten und seltsamen Zutaten versetzt wurden.

1. Essen, niemals verhungern..

Sie müssen eine ganze Lebensmittelgruppe nicht meiden. Alles, was Sie brauchen, ist, *verarbeitete Lebensmittel* so weit wie möglich zu vermeiden. Dies schließt Junk Food, alles mit MSG oder Mononatriumglutamat, Soda und verarbeitetem Fleisch ein.

In Fällen, in denen Sie sie nicht vermeiden können, stellen Sie sicher, dass Sie Ihre Teetrinkroutine einhalten, um Ihrem Körper zu helfen, die Toxine, die er aus solchen Nahrungsmitteln erhalten hat, loszuwerden.

Versuchen Sie auch niemals, zu fasten. Sie müssen nicht fasten, damit der Tee Ihrem Körper bei der Entgiftung und anderen Prozessen hilft. Und wenn Sie hungern, wird Ihr Stoffwechsel wieder ruiniert.

2. Trinken Sie Ihren Tee nicht kalt.

Es sei denn, Sie wollen es nur trinken, ohne sich Gedanken über die Vorteile zu machen, die Ihnen heißer Tee bieten kann. Siehst du, Tee, der zu lange stehen bleibt, bis er kalt geworden ist, schmeckt nicht mehr so gut. Außerdem bringt heißes Wasser einfach das Beste aus dem Tee heraus, wie z.B. Ihre Antioxidantien.

3. Wählen Sie Ihren Tee gut aus.

Wählen Sie, welcher Tee am besten für Sie geeignet ist. Es kann der Geschmack oder die Vorteile sein. Solchen, den Sie am meisten lieben, funktioniert am besten.

Kapitel 3: Die Wahrheit über Teebeutel

Eine Sache, auf der Teepuristen bestehen werden, ist, dass loser Blatttee besser ist. Andererseits sind Teebeutel billiger, und es gibt Ihnen das gleiche gute Zeug und Aroma, richtig?

Nicht genau. Ich hasse es, diese praktische Blase von Ihnen zu platzen zu lassen, aber Teebeutel enthalten mehr als nur Tee, und oft bedeutet dies keine gute Nachricht.

Wenn Sie sich einen japanischen oder chinesischen Film oder einen Film über die ostasiatische Kultur ansehen, werden Sie sehen, wie sie einem Gast eine Kanne Tee einschenken. Also, lass mich dich etwas fragen. Haben Sie jemals gesehen, wie sie einen Teebeutel zum Einweichen in die Teekanne tauchten? Kein Recht?

Das liegt daran, dass Tee zunächst durch Kochen der Blätter

genossen wird – wie volle, echte Pflanzenblätter. Diese Blätter schwellen ein wenig an und werden beim Kochen feucht und welk. Dieser unkomplizierte und scheinbar langweilige Prozess bedeutet eine Menge, wenn es um Tee geht.

Stellen Sie sich nun vor, Sie unterdrücken diese kleine, blattquellende Phase der Teeblätter in einem Teebeutel, während Sie sie kochen. Ha! Es macht nichts! – Nicht wirklich.

Sie sehen, Teehersteller legen ihre Premium-Tees in eine Dose. Darin können sich lose Blätter befinden, NICHT INDIVIDUELL UMHÜLLTE BEUTEL. Und sie nennen es die Prämie aus einem Grund. Diese Teeblätter in der Dose sind ganze Blätter, nicht zerbrochen, nicht pulverisiert oder zerkleinert. Diese Dosen gehen meist in verschiedene Teeläden, nicht in den Supermarkt.

Wenn Sie nun alle Teeblätter aus dem Strauß gepflückt und

in ihre schönen Dosen gefüllt haben, bleiben zerbrochene Blätter und zerdrückte Blätter in Pulverform zurück. Einige dieser zerbrochenen Blätter passen auch in schöne Dosen, werden aber billiger verkauft als die vollblättrigen. Die meisten dieser Dosen gehen zum Verkauf in den Supermarkt.

Mit dem vollen Blatttee in den Dosen und den zerbrochenen Blättern in den Dosen bleiben zerdrückte, winzige Blätter, Staub und pulverisierter Tee übrig. Sie gehen in kleine Teebeutel, die dann einzeln verpackt, in Kisten gelegt und direkt zum Supermarkt gebracht werden. Sie sind die billigsten von allen.

Ein weiteres Verfahren für Hersteller zur Herstellung von Massentee (hohes Volumen, niedrige Qualität) besteht in der Verwendung einer Maschine, die das CTC-Verfahren oder Crush-Torn-Curl verwendet, um Pellets aus Teeblättern herzustellen. Diese Pellets werden dann in die Teebeutel gelegt, et voila! Sie haben jetzt Ihren billigen Tee.

Also, was ist das Problem mit ihren Verpackungen?

Nun, Teeblätter haben Tannine. Tannine verleihen Tee die adstringierenden Eigenschaften und den bitteren Geschmack. Einige enthalten geringe Mengen davon wie weißer Tee und grüner Tee.

Wenn nun Vollblatt-Tees gekocht werden, werden einige Sekunden später Tannine freigesetzt. Dies verleiht dem Tee einen leichten Aromakick und ein wenig Bitterkeit, aber das ist alles gut. Wenn Ihr vollblättriger Tee beim Kochen nicht so bitter oder adstringierend wirkt, kann dies bedeuten, dass er von schlechter Qualität oder altem Vorrat ist. Die gleiche Geschichte gilt für gebrochene Teeblätter, mit der Ausnahme, dass die Tannine dem Tee einen etwas bittereren Geschmack verleihen.

Was die pulverisierten Teeblätter betrifft, wenn Sie versehentlich vergessen haben, dass Sie sie einweichen, lassen Sie sie etwas länger darin, und wenn Sie einmal getrunken haben, wundern Sie sich nicht, wenn Sie diese medikamentöse Bitterkeit aus Ihrer angeblich schönen Tasse bekommen Tee. Weil das die Folgen von zerkleinertem Tee sind, hat er mehr Tannine, als Sie möchten, und selbst wenn Sie ihn vorsichtig einweichen, erhalten Sie immer noch einen bitteren Geschmack.

Hinzu kommt, dass die Blätter auch dann noch in der Packung stecken, wenn sich versehentlich ein ganzes Stück Teeblatt im Teebeutel befindet. Der Teebeutel lässt sie niemals schwimmen und holt sich das Wasser, das sie benötigen, um sich auszudehnen und den wahren Geruch und Geschmack des Tees hervorzuheben.

Andererseits, wenn Sie nicht der Typ sind, der sich so sehr

für den Geschmack Ihres Tees interessiert, oder Sie einfach nur seinen bitteren Geschmack lieben, dann würden Sie denken, dass es überhaupt kein Problem sein sollte, richtig?

Wieder nicht wirklich. Dies liegt daran, dass neben der Freisetzung von mehr Tanninen aus Teebeuteln und einem geringeren Geschmack auch weniger Vorteile erzielt werden.

Die Antioxidantien und Katechine, die ich in den vorherigen Kapiteln erwähnt habe? Sie werden sie wahrscheinlich nicht aus diesen Teebeuteln bekommen. Dies liegt daran, dass nach dem Zerkleinern oder Zerbrechen eines Teeblatts die darin enthaltenen ätherischen Öle verloren gehen, die dazu beitragen, Geschmack und Geruch zu erzeugen. Was auch immer in Ihrem Teebeutel übrig ist, es sind Reste des vollen Geschmacks des Teeblatts.

Also, was ist jetzt zu tun? Was ist, wenn Sie noch sparen möchten und keine großen Kanister mit losem Blatttee mehr vorrätig haben möchten oder einfach nur einen Geschmack ausprobieren möchten?

Nun, ich schlage vor, dass Sie sich für Unternehmen entscheiden, die pyramidenförmige Teebeutel herstellen. Sie sind ein bisschen teurer als Ihre normalen, langweilig schmeckenden Teebeutel, aber Sie erhalten einen guten Geschmackstest für die vollblättrigen in der Dose.

Pyramidenförmige Teebeutel haben einen größeren Raum, in dem die Blätter schwimmen können, wenn sie in kochendes Wasser getaucht werden. Dadurch können sich die Blätter ausdehnen und den Geschmack freisetzen. Darüber hinaus enthalten sie im schlimmsten Fall auch volle oder zerbrochene Blätter. Aber das ist es, keine zerdrückten oder pulverisierten Blätter.

Kapitel 4: Beste Teesorte zur Entgiftung

1. Grüner, schwarzer und weißer Tee

Für den grünen, schwarzen und weißen Tee ist das, woran Sie sich erinnern müssen, der Zutatenruf Katechin.

Katechine sind Antioxidantien. Erstens, Antioxidantien. Wir nehmen Vitamin C aus diesem Grund, wir brauchen Antioxidantien, und wir haben keine andere Wahl, als eine externe Quelle für diese spezielle Komponente zu finden, weil der Körper sie nicht selbst herstellen kann. Antioxidantien helfen, Ihr Immunsystem zu stärken, schützen Sie vor häufigen Krankheiten und schrecklichen Krankheiten wie Herz-Kreislauf-Erkrankungen und Krebs.

Abgesehen davon wollen wir natürlich alle das Antioxidans, und eine Art davon ist das, was wir Katechine nennen, die im schwarzen, weißen und grünen Tee vorkommen. So trinken Sie Tee, als wäre es ein regelmäßiger, unkomplizierter Tag, und Sie haben jetzt Ihr Antioxidans. Ganz einfach so. Das Gute an Katechinen ist, dass sie nicht nur vor einer Vielzahl von Krankheiten schützen und Sie weiterhin schützen, sondern auch dafür verantwortlich sind, den Geschmack in Ihrem Tee und anderen Getränken wie Wein zu erzeugen.

Nun konzentrieren wir uns auf die Katechine, die im Tee enthalten sind. Was bewirkt es? Es hilft Ihnen, schlanker zu werden, indem es *die zulässige* Energiemenge *erhöht*, die Ihr Körper verbrauchen kann, als die übliche Menge. Auf diese Weise werden all die Fette, die in unserem Körper sitzen und darauf warten, dass sie für immer verwendet werden, *endlich* in Energie umgewandelt und dann genutzt. Dies führt zu einer Gewichtsabnahme.

2. Oolong-Tee

Oolong-Tee hingegen enthält so viele Antioxidantien und

wirkt vor allem stoffwechselanregend. So wenn Sie ein Problem mit Ihrem täglichen Morgengeschäft haben, konnten Oolong-Tee außerdem wählen, um das zu regeln, bevor Sie auf das Abnehmen sich bewegen.

3. Rooibusch-Tee

Für Rooibuschtee, na ja, wenn Sie ganz neu im Teetrinken sind oder ein süßer Zahn sind, werden Sie diesen Tee besser zu schätzen wissen als die anderen. Sie sehen, Rooibusch ist ein bisschen süß, ohne dass Sie etwas hinzufügen müssen. Sie können die natürliche Süße sorglos genießen und gleichzeitig die Vorteile des Bestandteils Aspalathin nutzen. Aspalathin hilft Ihnen, Ihren stressbedingten Hunger zu stillen, indem es Ihre Stresshormone reduziert. Also kein Stressessen mehr.

4. Pfefferminztee

Pfefferminztee ist natürlich mit Pfefferminzaroma aromatisiert, wenn Sie also ein Liebhaber von etwas sind, das mit diesem speziellen Geschmack zu tun hat, können Sie diesen Tee immer frei wählen. Das Gute daran ist, dass es Ihren Appetit unterdrückt, ohne dass zusätzliche Zutaten hinzugefügt werden müssen. Es ist einfach nur das, ganz natürlich. Außerdem ist es ein wenig süß, also ist es in der Tat ein Genuss für diejenigen, die Zucker sparen, um gesund zu bleiben.

5. Löwenzahntee

Löwenzahntee ist ein natürliches Diuretikum. Das bedeutet, dass es Ihre Leber ermutigt, das Wasser in Ihrem Körper weiter zu verarbeiten und es zu eliminieren, einschließlich Giftstoffe. Wenn Sie unter Sodbrennen leiden, dann ist dies eine ausgezeichnete natürliche Behandlung für Sie, um sie in Schach zu halten. Es hilft Ihnen auch, Ihren Blutzuckerspiegel auszugleichen.

Kapitel 5: Die Vorteile von Entgiftung mit Tee

Entgiftung war in letzter Zeit eine der vielen Modeerscheinungen, die von Prominenten inspiriert wurden, die so viel Geld haben, dass sie nicht einmal wissen, wofür sie ihr Geld ausgeben, um sie in Form zu halten. Sie zeigen dir nur, dass sie in Ordnung sind.

Andererseits haben viele Studien und Forschungen bereits die nicht so gute Seite der Entgiftung aufgedeckt. Hier kommt die Teereinigung ins Spiel. Es ist viel einfacher, gesund und schlank zu bleiben als die lästige Entgiftung.

Abgesehen von der Tatsache, dass Tee Ihr Schlaganfall- und Herzkrankheitsrisiko senkt, Ihren Blutdruck senkt, Ihre Stimmung und geistige Leistungsfähigkeit steigert, was macht er sonst noch?

Nun, wie bereits erwähnt, steigert es Ihre Energie. In der Tat hilft es zu verhindern, dass Sie zusätzliche und unerwünschte Gewichtszunahme.

GRÜNER TEE:

In der Regel in verpackten Blättern oder in Pulverform. Matcha, eine Art grüner Tee, enthält fünfmal mehr L-Thanin als der übliche grüne Tee.

L-Titanin ist eine Komponente, die in Tees aus Camellia Sinensis enthalten ist. Es hilft, sich zu entspannen, ohne dass Sie sich schläfrig fühlen.

- Antibakteriell

- Bekämpft Diabetes

- Vorbeugend gegen Demenz

- Senkt den Cholesterinspiegel

- Bekämpft Mundgeruch

- Hilft, Stress abzubauen

- Stärkt die Zähne

SCHWARZER TEE:

Die Teesorte, die einen hohen Anteil an Antioxidantien enthält. (Assam, Earl Grey, Darjeeling, Keemun, Yunan, Ceylon, Bai lin)

- Hochwirksam bei der Ausleitung der Giftstoffe in Ihrem Körper.

- Hat mehr Antioxidantien als jeder andere Tee, was für die Krebsprävention unerlässlich ist.

DARJEELING-TEE:

Eine andere Art von schwarzem Tee

- Hilft, den Geist zu beruhigen und zu beruhigen.

- Hat einen hohen Anteil an Antioxidantien

BLÜHENDER TEE:

Der auffälligste aller Tees. Sehr schön anzusehen, blüht beim Einweichen in Wasser. (Löwenzahn, Koriander, Kardamom, Zimt, Jasmin, Süßholz, Ingwer und Salbei)

- Unterstützt den Stoffwechsel, sorgt für eine reibungslose Funktion.

- Senkt den Cholesterinspiegel

- Gleicht den Blutzuckerspiegel aus

- Befreit von Mundgeruch oder Mundgeruch

- Stärkt und reinigt den Verdauungstrakt

- Verbessert das Immunsystem

- Hilft, GERD oder Säure-Reflux zu reduzieren.

- Beruhigt die Reizungen in der Magenschleimhaut.

- Diuretikum (

Weißer Tee:

Hergestellt aus den jüngsten Blättern der Camellia Sinensis.

- Enthält mehr Antioxidantien als Grüner Tee.

- Hat Anti-Aging-Eigenschaften, um den Prozess der Faltenbildung der Haut zu verlangsamen.

- Schützt Sie vor UV-Strahlen

- Hilft Menschen mit Diabetes bei übermäßigem Durst und erhöhter Insulinausschüttung.

- Hilft, Ihre reproduktive Gesundheit in gutem Zustand zu erhalten.

KAPITEL 6: RICHTIGE TEEZUBEREITUNG

Angenommen, Sie haben bereits Ihren Tee ausgewählt. Wie geht es weiter? Sie werden jetzt Ihren Tee machen. Sicher wissen Sie, wie man Wasser kocht, und Sie denken, es ist einfach so einfach. Nun, es könnte sein, dass Sie sich nicht darum kümmern, wie Ihr Tee schmeckt und ob Ihr Brühstil die besten Komponenten hervorbringt – es sei denn, Sie sind ein professioneller Teesommelier.

WASSER

Beste Option: Quelle oder gereinigtes Wasser.

Das beste Wasser für das Einweichen von Tee ist gereinigtes oder Quellwasser, da es keine Schadstoffe enthält, die den Geschmack des Tees verändern können. Wenn Ihr Wasser reich an natürlichen Mineralien ist, ist es wahrscheinlich, dass es die besseren Aromen Ihres Tees hervorbringt.

Sie mögen denken, dass die Entscheidung für destilliertes Wasser gut ist, aber totes Wasser bringt faden oder flach schmeckenden Tee hervor, niemand mag das.

Was das gekochte Leitungswasser betrifft, so ist es auch keine gute Option für die Teezubereitung. Denn er könnte bereits durch die Stoffe, die in den Wasserleitungen fließen, verunreinigt worden sein und kann den Geschmack des Tees positiv verändern.

ART DER TEEKANNEN

Sie wissen, wie Wasser den Geschmack von Tee beeinflussen kann? Dasselbe gilt für die Teekanne, die Sie verwenden. Sie gehen also nicht einfach in einen Teeladen und nehmen Sie eine zufällige Teekanne, um damit umzugehen. Wenn Sie wirklich die besten Aromen und Vorzüge Ihres Tees hervorheben möchten, müssen Sie ihn richtig aufbrühen. Das heißt, das Wasser, die Brühdauer, die Wassertemperatur und die Kanne sollten die richtigen sein, da diese Dinge, die ich gerade erwähnt habe, zum Ergebnis des Tees beitragen.

Damit Sie die Teekanne haben, müssen Sie zuerst Ihren Tee trinken oder zumindest wissen, für welchen Tee Sie die Teekanne kaufen.

Tees, die hohe Temperaturen benötigen, um die besten Aromen hervorzubringen, lassen sich am besten mit Teekannen kombinieren, die eine gute Wärmespeicherung bieten. Auf der anderen Seite benötigen Tees, die bei niedrigeren Temperaturen gebraut werden müssen, Teekannen, die Wärme abgeben, um nicht zu viel zu brauen.

Jetzt gibt es leichte Teekannen, und es gibt solche, die ziemlich schwer sind. Diejenigen, die schwer sind, sind normalerweise diejenigen, die die Wärme gut speichern können. Sie kaufen sie also, wenn Sie Schwarztee oder Pu-Erh-Tee (fermentierter Tee) bevorzugen. Auf der anderen Seite benötigt Tee, der empfindlicher ist und beim Brühen leicht ruiniert werden kann, wie weißer oder grüner Tee, eine Teekanne, die die Wärme abgeben kann. Dies bedeutet, dass Glas- oder Porzellanteekannen Ihre beste Wahl für solchen Tee sind.

Quellzeiten und Temperaturen

Wenn es etwas gibt, das Sie beachten müssen, wenn es darum geht, Tee zuzubereiten, dann wäre das dies:

Jede Teesorte hat ein bestimmtes Temperaturniveau, das Sie benötigen, um sie richtig zuzubereiten.

Das One-Size-Fits-All-Prinzip gilt nicht für das Wasser zum Aufbrühen von Tee. Wenn Sie die richtige Wassertemperatur für jede Teesorte einhalten, können Sie den besten Geschmack und die besten Vorteile erzielen.

Mit dem Temperaturniveau kommt auch die Zeitdauer, in der der Tee eingeweicht werden sollte. Auch hier gilt das One-Size-Fits-All-Prinzip nicht. Bevor dieses Kapitel endet, werde ich Ihnen eine Liste der steilen Zeiten und der richtigen Temperatur geben. Wenn Sie jedoch versucht haben, die richtige Einweichzeit für den von Ihnen gewählten Tee einzuhalten, und sich zu schwach oder zu stark für Sie fühlen, können Sie immer Ihrem Herzen folgen, um die richtige Menge an Geschmack zu erhalten, die Sie möchten. So wie es ist, werden wir erst loslaufen, bevor wir rennen, sonst riskieren Sie die Verschwendung dieser wertvollen Teeblätter.

RICHTLINIEN

1. Stellen Sie sicher, dass Sie gereinigtes Wasser oder frisch entnommenes Quellwasser haben. Bereiten Sie auch die Teekannen und die Teetassen vor.

2. Lassen Sie das Wasser in einem Wasserkocher leicht kochen.

(Schonendes Kochen bedeutet, wenn Sie auf das Wasser schauen, wenn Sie denken, dass es bereits kocht, gibt es einen sanften, aber stetigen Blasenstrom auf der Oberfläche. Wir sind nicht nach der wütenden Art von kochendem Wasser, bei der die Blasen beginnen, das Ganze zu besetzen Kessel und fängt an, so auszusehen, als würde er bald herauskommen und Sie verfolgen.)

3. Gießen Sie nun vorsichtig das heiße Wasser in die Teekanne. Gießen Sie auch etwas kochendes Wasser in jede Teetasse. Dies dient zum Erwärmen der Tassen, sodass Sie, wenn Sie und Ihre Freunde oder Familie mit dem Trinken des Tees beginnen, die Konsistenz des Geschmacks aufgrund der Bechertemperatur genießen können.

4. Fügen Sie die Teeblätter hinzu und achten Sie darauf, dass Sie sie *an der Anzahl der Personen messen, die den Tee trinken.*

5. Lassen Sie das Wasser abkühlen, bis die empfohlene Temperatur für den Tee erreicht ist, und fügen Sie dann die Teeblätter hinzu.

6. Lassen Sie das Wasser abkühlen, bis die empfohlene Temperatur für den Tee erreicht ist, und fügen Sie dann die Teeblätter hinzu.

7. Erinnern Sie sich jetzt an Ihre Quellzeit. Es hängt

davon ab, welche Teeblätter Sie verwenden. Den Tee auf der Grundlage der richtigen Quellzeit einweichen, abwarten und einwirken lassen. Sie sollten so präzise wie möglich sein.

8. Sobald der Tee richtig eingeweicht ist, können Sie ihn abseihen, in eine andere Teekanne füllen oder direkt in die Teetassen füllen.

Tee	Messung	Quellzeit	Temperatur	Teekanne
Schwarzer Tee Vollblatt	1-2 Teelöffel	2-3 Minuten	203°F	Porzellan
Gebrochenes Blatt	1-2 Teelöffel	3-5 Minuten	203°F	Porzellan

Tee	Menge	Zeit	Temperatur	Gefäß
Grüner Tee Chinesisch	2 Teelöffel	2-3 Minuten	176° - 185°F	Glas/ Porzellan
Japanisch	1-2 Teelöffel	3-5 Minuten	203°F	Glas/ Töpferware
Oolong-Tee Leicht (Grün)	2-3 Teelöffel	2-3 Minuten	185° - 203°F	Porzellan/ Yixing
Schwer (dunkel)	3-2 Teelöffel	3-5 Minuten	203°F	Porzellan
Pu-Erh-Tee	1-2 Teelöffel	3 Minuten	212°F	Yixing
Tisanes (Kräutertee)	1-2 Teelöffel	3 Minuten	212°F	Glas/ Porzellan

Weißer Tee	2-3 Teelöffel	3 Minuten	176° - 185°F	Glas/ Porzellan

Kapitel 7: Klassifizierung Ihrer Teeblätter

Wie bewertet man Teeblätter? Wir basieren auf der traditionellen Zubereitung oder Verarbeitung von Teeblättern in China. Schließlich hat hier alles begonnen.

Andererseits wäre es gut für Sie zu wissen, dass die Chinesen selbst die ordnungsgemäße Verarbeitung von Teeblättern auswendig verstehen, den Prozess jedoch nicht als solchen bezeichnen. Die Klassifizierung von Teeblättern wird in Ländern wie Sri Lanka oder Indien überall auf der Welt außer in China verwendet.

Warum ist die Einstufung wichtig? Wenn Sie Ihre Gesundheit so sehr schätzen und Ihrem Körper den besten Tee geben möchten, den Sie für Ihr Geld kaufen können, müssen Sie eine Ahnung von der Einstufung des Tees haben.

Entweder das oder du machst dich einfach auf den Weg zum Laden, kaufst deine ganzen Teeblätter und schon bist du fertig. Diese Methode funktioniert jedoch nicht für alle.

Für diejenigen, die Präzision bevorzugen und wissen, was ihr Geld wert ist. Hier sind die Kategorien für die Klassifizierung der Blätter:

1. Größe – Sind die Teeblätter groß oder klein? Sind sie voll oder gebrochen?

    Für diese Kategorie werden kleine, volle Blätter bevorzugt, da dadurch jüngere Blätter verwendet werden.

2. Welche Art von Teeblättern werden verwendet? Ist es aus jungen oder reifen Blättern hergestellt?

    Je jünger die Blätter, desto zarter ist der Tee. Wenn Sie Spitzen oder kleine ganze Blätter sehen, bedeutet das, dass Sie vielleicht nur den besten Blätterbund der ganzen Pflanze haben. Wenn man die Spitzen eines Bündels von verarbeitetem Tee sieht, zeigt das süße Noten, sobald er gebraut ist. Die Spitzen haben auch alle Nährstoffe.

Vollblättrige Tees

OP (Orange Pekoe)	Besteht aus den oberen beiden Blättern
FOP (Flowery Orange Pekoe)	Hergestellt aus den Spitzen und den beiden oberen Blättern.
GFOP (Golden Flowery Orange Pekoe)	Hat mehr Trinkgelder als FOP
TGFOP (Tippy Golden Flowery Orange Orange Pekoe)	Hat mehr Trinkgelder als GFOP

FTGFOP (Finest Tippy Golden Flowery Orange Orange Pekoe)	Hochwertiger FOP
STGFOP (Special Finest Tippy Golden Flower Orange Pekoe)	Beste Qualität FOP

*Wenn die Note am Ende mit „1" (FOP1 oder STGFOP1) versehen wird, bedeutet dies, dass es sich um die beste Qualität innerhalb dieser Note handelt.

Gebrochen: Das bedeutet, dass die Blätter gebrochen sind und für abgepackte Tees verwendet werden.

Orange: Nicht über den Geschmack von Tee. Orange könnte die Assoziation von Tee mit dem House of Orange vorschlagen, als er im Westen populär wurde. Kann auch die Farbe des Blattes betreffen. Ein hochwertiges Teeblatt färbt sich bei vollständiger Oxidation kupferfarben.

Pekoe oder Orange Pekoe: Unsicherer Ursprung. Wird verwendet, um das Vorhandensein von Spitzen oder Knospenblättern zu beschreiben, die sich auf der Teepflanze befinden.

| Tipps: | Ungeöffnete Blätter der Pflanze. |
| Tippy: | Tees mit Spitzen von jüngeren Blättern werden mit dem Begriff „Tippy" bezeichnet. |

Tees mit gebrochenen Blättern

BOP (Broken Orange Pekoe)	Besteht aus gebrochenen oberen beiden Blättern.
FBOP (Flowery Broken Orange Pekoe)	Hergestellt aus den Spitzen und den oberen beiden gebrochenen Blättern.
GBOP (Golden Broken Orange Pekoe)	Hat mehr Spitzen als FOP, gebrochen

TGBOP (Tippy Golden Broken Orange Pekoe)	Hat mehr Spitzen als GBOP, gebrochen
GFBOP (Golden Flowery Broken Orange Pekoe)	Beste Qualität FBOP

KAPITEL 8: WIE WÄHLEN SIE DEN RICHTIGEN TEE FÜR DIE ENTGIFTUNG?

Nun, da Sie die Klassifizierung kennen, ist es an der Zeit für Sie, den richtigen Tee für Sie auszuwählen. Also, bevorzugen Sie Vollblatt-Tee oder gebrochenen Tee?

VOLLBLATT ODER GEBROCHENER TEE?

Wenn Sie sich für Vollblatt-Tee entscheiden, haben Sie den empfindlicheren Tee, der teuer ist und den wahren Geschmack der von Ihnen gewünschten Teesorte verspricht. Das würde jedoch auch bedeuten, dass Sie sie länger ziehen müssen, da volle Blätter länger brauchen, um zu ziehen. Sie versprechen den wahren Geschmack des Tees, aber er wird subtil sein. Subtile Aromen sind gut, wenn Sie es lieben, wie sie Sie mit den verschiedenen Noten der Teeblätter andeuten. Es macht Lust auf mehr, ohne Sie mit dem

Geschmack zu überhäufen. Wenn diese Beschreibung für Sie nützlich ist und Sie bereit sind, einen ausgezeichneten Tee zu trinken, dann ist dies die beste Wahl für Sie.

Wenn Sie jedoch ein Liebhaber von kühnen Aromen sind, möchten Sie vielleicht gebrochene Teeblätter probieren. Nur weil die Teeblätter zerbrochen sind, bedeutet dies nicht automatisch, dass Sie die niedrigste Qualität haben, die es gibt. Denken Sie daran, dass die Teebeutel das Aufblähen und den Staub verursachen, die für das Etikett mit der niedrigsten Qualität stehen. Einige der zerbrochenen Teeblätter enthalten noch die Tipps, die Ihr Teeerlebnis süßer machen. Auch gebrochene Teeblätter steilen schneller ab. Dies ist eine ausgezeichnete Wahl für Sie, wenn Sie nicht der Typ sind, der gerne etwas länger wartet.

Was sind die Teevorteile, nach denen Sie suchen?

Nachdem wir mit den technischen Details fertig sind, fahren wir mit dem persönlichen Teil fort. Was sind die Vorteile des Tees, den Sie suchen? Möchten Sie schlanker werden? Möchten Sie Ihr System sauber halten? Haben Sie Probleme mit Ihrem Stoffwechsel und Ihrem täglichen Stuhlgang? Möchten Sie Krebs und andere tödliche Krankheiten vermeiden? Möchten Sie ruhig oder konzentriert bleiben?

Es kommt darauf an, was Sie wollen und was Ihr Körper braucht. Natürlich sollten Sie sich überlegen, was Ihr Körper zuerst braucht, und wenn Sie der Meinung sind, dass er sich bereits verbessert hat oder den gewünschten Zustand erreicht hat, können Sie zu dem übergehen, was Sie wirklich wollen.

Nachfolgend finden Sie eine Liste mit den zahlreichen Vorteilen der besten Tees, die Sie zur Teereinigung verwenden können. Während alle Tees Gewichtsverlust fördern, sind einige von ihnen wirksamer. Schauen Sie sich die Liste an und holen Sie sich den Tee, der Ihnen die besten Wirkungen verleiht.

TEE	VORTEILE
Schwarzer Tee	- reduziert das Risiko für Atherosklerose - reduziert die Risiken für Nierensteine - beugt Osteoporose vor - hilft bei der Gewichtsabnahme - hilft bei der Heilung von Darmerkrankungen - hilft bei Asthma - gleicht den Blutdruck aus - hilft, Krebs zu verhindern - hilft bei der Erhaltung der Mundgesundheit - beseitigt Giftstoffe im Körper - gibt Fokus und geistige Wachsamkeit - hilft bei der Vorbeugung von Herzerkrankungen

Kamille (Tisanes)	• beseitigt Durchfallerkrankungen • hilft, Ängste zu lindern • hilft bei der Linderung von Mundschwellungen
Löwenzahn (Tisanes)	• hilft, einen Kater zu heilen • hat antimikrobielle Eigenschaften • hilft bei der Linderung prämenstrueller Symptome • senkt den hohen Cholesterinspiegel • hilft bei gastrointestinalen Problemen • hilft bei der Kontrolle von Diabetes • hilft bei der Behandlung von Bluthochdruck • steigert die Funktion von Leber und Nieren
Ingwer (Tisanen)	• wird von Übelkeit befreit • hilft bei der Linderung der Morgenübelkeit • wird Schwindelgefühl los • hilft bei Menstruationsschmerzen

Ginseng	- senkt hohe Blutzuckerwerte - gleicht den Blutdruck aus - verbessert die geistige Funktion - heilt erektile Dysfunktion
Grüner Tee	- hilft bei der Gewichtsabnahme - fördert den Stoffwechsel - senkt den hohen Cholesterinspiegel - gibt Fokus und geistige Wachsamkeit - orale Leukoplakie - zervikale Dysplasie - gleicht den Blutdruck aus - beugt Osteoporose vor
Oolong Tee	- sorgt für Konzentration und geistige Wachsamkeit - hilft bei der Gewichtsabnahme - fördert den Stoffwechsel - fördert eine gesunde Haut - hilft, die Knochen gesund zu halten - hilft, Krebs zu verhindern - hilft beim Stressabbau

Pfefferminze (Tisane)	<ul><li>hilft, Magenschmerzen zu lindern</li><li>wird die Blähungen los</li><li>hilft beim Stressabbau</li><li>stärkt das Immunsystem</li><li>hilft bei der Gewichtsabnahme</li><li>hilft bei Asthma</li><li>verhindert Mundgeruch oder Mundgeruch</li><li>lindert Muskelschmerzen und Müdigkeit</li><li>hilft, die Verstopfung der Brust zu lindern</li><li>hilft bei Migräne, Übelkeit und Erbrechen</li></ul>

Pu-Erh Tee	
	• gibt Fokus und geistige Wachsamkeit
	• beugt Atherosklerose vor
	• hilft bei der Gewichtsabnahme
	• hilft, Krebs zu verhindern
	• hat Anti-Aging-Eigenschaften
	• hat strahlungshemmende Eigenschaften
	• schützt Ihre Zahngesundheit
	• schützt die Magenschleimhaut

Weißer Tee	- hilft bei der Gewichtsabnahme
	- hat antibakterielle und antivirale Eigenschaften
	- hilft bei der Behandlung von Diabetes
	- hilft, die reproduktive Gesundheit in gutem Zustand zu erhalten.
	- hilft, Krebs zu verhindern
	- hat Anti-Aging-Eigenschaften
	- reduziert das Risiko von Herz-Kreislauf-Erkrankungen
	- schützt die Haut vor UV-Strahlen

Wenn Sie keine Teereinigung mit echtem Tee mögen, können Sie natürlich auch eine der Tisanen auswählen. Weiche einfach nicht von deiner Wahl zwischen echten Tees und Tisanes ab. Entscheiden Sie sich niemals für kommerzialisierte Schlankheits- oder Diät-Tees, da Sie sich nicht sicher sind, welche anderen Chemikalien sie enthalten. Sie sind bereits zu verarbeitet, um zu behaupten, natürlich zu sein.

Es gibt andere Tisanen oder Kräutertee, die sich auch zur Teereinigung eignen, wie Mariendisteltee, Cayennepfeffertee, Kletten-Tee, Rotklee-Tee, Hibiskus-Tee, Knoblauch-Tee, Koriander-Tee und Chicoree-Tee. Tatsächlich gibt es eine Menge Auswahlmöglichkeiten für Sie da draußen; Es können echte Tees oder Tisanes (Kräuter) sein, es hängt nur von den gewünschten Vorteilen ab.

Kapitel 9: Entgiftungsplan

Nachdem wir nun so ziemlich alles an seinem Platz haben, kommen wir nun zu Ihrem Tee-Reinigungsplan. Nochmals, lassen Sie mich Sie daran erinnern, dass Sie nie verhungern sollten, es ist keine so gute Idee, und es besiegt den Zweck der Einnahme von Tee, der Ihren Stoffwechsel verbessern wird.

Denken Sie daran, dass zu viel von allem falsch ist. Keinen zu haben ist genauso schlimm.

Es gibt jedoch diejenigen, die Sie vermeiden oder vermindern müssen, damit der Reinigungsplan richtig wirkt. Hier sind sie:

- Zigaretten oder Tabak
- Alkohol
- Kaffee
- Zucker

- Honig

- künstliche Süßstoffe

Verringern Sie den Konsum von:

- Milchprodukte

Sie können Ihre echten Tees auch entkoffeinieren lassen, wenn Sie sie ein wenig zu stark für sich finden oder wenn sie Sie daran hindern, eine gute Nacht zu schlafen.

Zögern Sie nicht, Folgendes zu genießen:

- Jegliche Art von frischen Früchte

- Jegliche Art von frischem Gemüse

- rohe ungesalzene Mandeln, Walnüsse, Macadamias und Cashewnüsse

- Hülsenfrüchte - können getrocknet oder konserviert werden, wie z.B. Kidneybohnen, Kichererbsen, Linsen, etc.

- mageres rotes Fleisch, Huhn (ohne Haut).

- Eier: vorzugsweise aus biologischem Anbau

- Olivenöl (vorzugsweise nativ extra), Kokosöl (unverarbeitet)

- Samen: roher ungesalzener Sesam, Kürbis und Sonnenblumenkerne.

- Wasser: von einem bis drei Litern Wasser pro Tag

- Fisch: frisch, in Wasser oder Olivenöl eingelegt.

Ein paar Entgiftungsrezepte mit Tee, die Ihnen durch den Tag helfen, sind,

- Entgiftungsdrink mit grünem Tee

- Reinigender Löwenzahn-Tee

- Frischer Preiselbeersaft

- Fruchtmixgetränk

- Smoothie mit Erdbeere, Banane, Joghurt

- Kirsch-Schokolade-Milch-Smoothie

- Blauer Rosen-Gurken-Smoothie

- Grünkohl-Sellerie-Smoothie

Mit all den Informationen hier sollten Sie sicherlich in der Lage sein, Ihre Diät mit reinigendem Tee zu beginnen. Stellen Sie sicher, dass Sie ihnen so weit wie möglich folgen. Die Teereinigung hilft Ihnen dabei, ein paar Kilo abzunehmen, natürlich hängt es davon ab, wie religiös Sie sind, wenn Sie an Ihren Plänen festhalten.

Nutzen Sie die Tatsache, dass Teeläden in Ihrer Nähe

verfügbar sind. Sie können so ziemlich überall Tee finden. Sie können sie sogar online bestellen. Wenn es etwas gibt, das Sie jetzt tun sollten, dann müssen Sie sich erneut untersuchen und herausfinden, welcher Tee Ihnen die Vorteile bringt, die Sie benötigen. Starten Sie die gesunde Routine, sobald Sie können.

Kapitel 10: Erinnerungen und Kernpunkte

Nun, da wir am Ende des Buches angelangt sind, wäre es schön, Ihnen einige Abschiedserinnerungen und Takeaways zu hinterlassen, also los geht's:

- Was Ihren Stoffwechsel betrifft, müssen Sie sich keine Gedanken darüber machen, wie durcheinander Ihr Stoffwechsel ist, da Sie gerade mit der Reinigung Ihres Tees beginnen. Sie sind nicht der Einzige, der es schwer hat. Es wird bald geklärt, und sobald dies der Fall ist, können Sie andere Tees ausprobieren, um deren Vorteile zu erfahren.

- Die Teereinigung soll Ihnen auch dabei helfen, Ihren Geist zu beruhigen, damit Sie sich schnell auf die Dinge konzentrieren können, die Ihre größte Aufmerksamkeit erfordern. Es verbessert auch auf natürliche Weise Ihren Stoffwechsel, unabhängig von Ihrem Alter. Sie wissen, es stimmt, dass der

Stoffwechsel mit zunehmendem Alter langsamer wird, und einige von uns denken sogar, dass es keine Möglichkeit mehr gibt, ihn zu beheben. Tatsächlich können Sie das Stoffwechselproblem jeden Morgen, etwa 30 Minuten nach dem Aufwachen, mit nur warmem Wasser korrigieren. Wenn Sie jedoch Tee hinzufügen, macht dies einfach mehr Spaß und ist geschmacksintensiv. Die Effekte sind sogar noch schneller, und Sie werden mit mehr Vorteilen als nur einem überschüttet. Also, warum sollte man sich nur an klares Wasser halten, oder?

- Sie können auch versuchen, jeden Tag 15 Minuten lang zu meditieren. Die Vorteile Ihres Teekonsums, wie z. B. eine bessere Fokussierung, werden durch das Durchführen der Meditation verbessert.

- Versuchen Sie beim Essen nach Möglichkeit, die Verbände zu kürzen, wenn nicht sogar ganz zu vermeiden. Ich verstehe, sie machen den Salat weniger langweilig, aber sie sind nicht so gesund, wie sie scheinen.

- Salate enthalten Enzyme, die Ihre Verdauung unterstützen. Enzyme bauen Moleküle ab, in diesem Fall Ihre Fettmoleküle. Das bedeutet, dass Sie Speisen und Getränke zu sich nehmen, die alle darauf abzielen, Sie gesund und munter zu halten. Die Auswirkungen Ihrer Ernährung ergänzen sich gegenseitig. Seien Sie also nicht überrascht, wenn Sie die Ergebnisse in ein oder zwei Wochen sehen. Vertrauen Sie mir; Tee ist eines der wenigen Dinge, die es gibt, die schnelle Ergebnisse zeigen.

- Ich weiß, dass ich das bereits erwähnt habe, aber es nur zu wiederholen, um Sie sanft daran zu erinnern, würde nicht schaden. Denken Sie also daran, die Portionierung von dem, was Sie essen, zu beobachten. Wenn Sie Pralinen lieben, essen Sie eine Portion davon, warten Sie etwa 20 Minuten und trinken Sie dann Ihren Lieblingstee. Auf diese Weise stellt der Tee sicher, dass sich nichts in Ihrem Verdauungstrakt festsetzt oder festsetzt. Dasselbe gilt für alles andere, was Sie gerne essen. Portionieren und dann Tee trinken.

- Echter Tee hat Einweichhilfen, weil sie etwas zu empfindlich sind, besonders wenn Sie sich für die außergewöhnlichere Partie entscheiden. Tisanes haben auch Zeit zum Einweichen, aber es kommt wirklich darauf an, wie viel Geschmack Sie vom Kräutertee wollen. Sie sind nicht so empfindlich wie echter Tee.

- Trinken Sie niemals Tee auf leeren Magen. Es könnte sich als etwas zu hart für einen leeren Magen erweisen, auch wenn der Tee Ihrer Wahl dazu gedacht ist, die Magenschleimhaut zu schützen. **Denken Sie immer daran: Essen Sie zuerst, warten Sie 20 Minuten und trinken Sie dann Ihren Tee**. Sie wissen, dass 20-Minuten-Regel nicht seltsam ist. Es gibt es nicht nur für Tee. In der Tat sollte es so sein, auch wenn Sie nur normales Wasser mit Raumtemperatur trinken. Die 20-Minuten-Regel zaubert mit Ihrem Stoffwechsel.

- Fügen Sie Ihrem Tee Zitrone hinzu, wenn Sie der Meinung sind, dass der Geschmack etwas zu fett für

Sie ist. Mit Zitrone schmeckt es leichter, mit einer Spitze. Wenn Sie Zimt haben, können Sie versuchen, das Ihrem Tee anstelle der Zitrone hinzuzufügen. Sie entdecken nicht nur neue Aromen, indem Sie sie Ihrem Tee hinzufügen, sondern profitieren auch von den Vorteilen, die sie bieten.

- Es gibt Tees, die Hunger und Heißhunger eindämmen. Für den Fall, dass Ihr Verlangen plötzlich zu einer gottlosen Stunde einsetzt, trinken Sie stattdessen diesen Tee, der den Hunger bremst. Sie hindern sich nicht nur daran, mitten in der Nacht sinnlos zu naschen, sondern Sie haben auch einen besseren Schlaf.

- Die Teereinigung reinigt nicht nur Ihren Darm und den Rest Ihres Systems, sondern beseitigt auch die negative Energie in Ihrer Umgebung. Man fühlt sich erfrischt und leichter. Es verbessert natürlich Ihre Stimmung und macht Sie ruhiger. Wenn Sie die richtige Teesorte auswählen, können Sie einschlafen, sich konzentrieren oder sich einfach nur beruhigen.

Beschränken Sie sich nicht mit nur wenigen Informationen. Lesen Sie mehr über Tees. Es ist ein Wunder zu entdecken, wie nützlich diese scheinbar sehr einfachen Getränke sind.

- Wenn Sie Ihren Tee in Teebeuteln genießen, werfen Sie die Teebeutel nicht nach einem Aufguss. Sie können sie noch zum zweiten Mal brauen. Bis dahin ist der Tee allerdings etwas schwächer. Auch hier ist es Ihre Wahl, ob Sie den Tee trinken oder einfach den gebrauchten Beutel in den Gefrierschrank stellen. Dieser gebrauchte Teebeutel wirkt wunderbar bei geschwollenen Augen und sogar bei Akne. Siehst du, wie gut Tee ist? Es reinigt dich von innen heraus.

- Sie möchten also etwas Süßes, das nicht nach Tee schmeckt, aber Sie tun nichts dagegen, weil Sie wissen, dass Sie sich bald schuldig fühlen werden? Ärgern Sie sich nicht mehr. Sie können heiße Schokolade von Kakaotablea genießen. Am besten erlebt man es, wenn es angemessen zerdrückt wird. Und Sie werden sich nicht schuldig fühlen, denn es ist so gut wie der Tee. Es ist auch mit Antioxidantien verpackt. Fühlen Sie sich frei, es von Zeit zu Zeit zu genießen, wenn Sie sich nach Kaffee oder etwas anderem als Tee sehnen.

- Wenn Sie Ihren Tee kalt genießen möchten, legen Sie ihn zuerst in heißes oder warmes Wasser. Sie können der Anleitung zum Einweichen von echtem Tee mit der empfohlenen Wassertemperatur folgen. Sobald es ausreichend eingeweicht ist, können Sie es in ein Glas geben und etwas abkühlen lassen. Eis hinzufügen und genießen.

Es gibt verschiedene Arten und Geschmacksrichtungen von jedem Tee, und was am besten zu Ihnen passt, ist Ihre Wahl. Eine Person ist nicht auf eine Teesorte beschränkt. Ich schlage nur vor, dass Sie sich zuerst mit dem befassen, was Sie bedrückt, denn das ist das Vernünftigste, was Sie tun können. Etwas, das dich bedrückt, ist nicht etwas, das es sich leisten kann, zu warten, oder du riskierst, es zu verschlimmern. Sobald Sie mit dem fertig sind, was auch immer es ist, das Sie bedrückt, dann können Sie die anderen

Geschmacksrichtungen zum Spaß, zu ihrem Nutzen oder zur Geschmackssuche ausprobieren.

Fazit

Überprüfen Sie Ihr Tagebuch und beobachten Sie eine Woche, in der Sie völlig von Kapazitäten oder Anlässen getrennt sind, die zu einem Absturz Ihrer Reinigungsdiät führen können, z. B. Hochzeiten, Geburtstage oder einmalige Abendmahlzeiten. Bei einigen Personen kann es in den ersten Tagen nach der Reinigung zu einer „Reinigungsreaktion" kommen, einschließlich Kopfschmerzen oder Stuhlgang. Dies ist auf den plötzlichen Entzug bestimmter Nährstoffe zurückzuführen, ungeachtet der Anregung, Ihre Organe zu reinigen. Diese Indikationen klingen zwangsläufig innerhalb von 24 bis 48 Stunden ab.

DER REINIGUNGSTEE gleicht keineswegs einem anderen Ernährungsplan, der Sie mit einem kleinen Trick-Sheet ausstattet, mit dem Sie Ihr gesamtes Gerüst für eine fruchtbare Gewichtsreduzierung neu verkabeln können. Anstatt sich selbst zu verhungern und Ihren Körper extremen Veränderungen im Zeitplan auszusetzen, bietet dies eine perfekte Struktur, um Ihrem Körper die Rückkehr zu einem solchen Rahmen zu ermöglichen, bis zu dem Punkt, an dem er beginnt, durch und durch eine bessere Leistung zu erbringen und Ihnen die überaus notwendige Veränderung zu ermöglichen das du in deiner Selbstwahrnehmung finden musstest.

Die Vorteile enden jedoch nicht nur hier. Die Body-Reset-Anordnung verbessert Ihre Ruhe- und Essgewohnheiten und hilft zum größten Teil nur bei der Körperbeherrschung. Das Unterfangen dieser Verzehrregelung mag wie ein großes Unterfangen erscheinen, aber letztendlich ist die Verifizierung im Pudding! Sobald Sie anfangen, Ergebnisse zu erzielen, werden Sie sich viel sicherer in Bezug auf sich selbst und die Lebensfähigkeit dieser Essroutine fühlen!

Schlussworte

Nochmals vielen Dank, dass Sie dieses Buch gekauft haben!

Ich hoffe wirklich, dass dieses Buch Ihnen helfen wird.

Der nächste Schritt ist, dass Sie **sich für unseren E-Mail-Newsletter anmelden, um** über neue Buchveröffentlichungen oder Werbeaktionen informiert zu werden. Sie können sich kostenlos anmelden und erhalten als Bonus unser Buch „*7 Fitnessfehler, von denen Sie nicht wissen, dass Sie sie machen*"! Dieses Bonusbuch bricht viele der häufigsten Fitnessfehler auf und entmystifiziert viele der Komplexitäten und der Wissenschaft, sich in Form zu bringen. Wenn Sie all diese Fitnesskenntnisse und -wissenschaften in einem umsetzbaren, schrittweisen Buch zusammengefasst haben, können Sie auf Ihrer Fitnessreise in die richtige Richtung starten! Um an unserem kostenlosen E-Mail-Newsletter teilzunehmen und Ihr kostenloses Buch zu erhalten, besuchen Sie bitte den Link und melden Sie sich an: **www.hmwpublishing.com/gift**

Wenn Ihnen dieses Buch gefallen hat, dann möchte ich Sie

um einen Gefallen bitten, wären Sie so freundlich, eine Rezension für dieses Buch zu hinterlassen? Ich wäre Ihnen sehr dankbar!

Vielen Dank und viel Glück auf Ihrer Reise!

ÜBER DEN CO-AUTOR

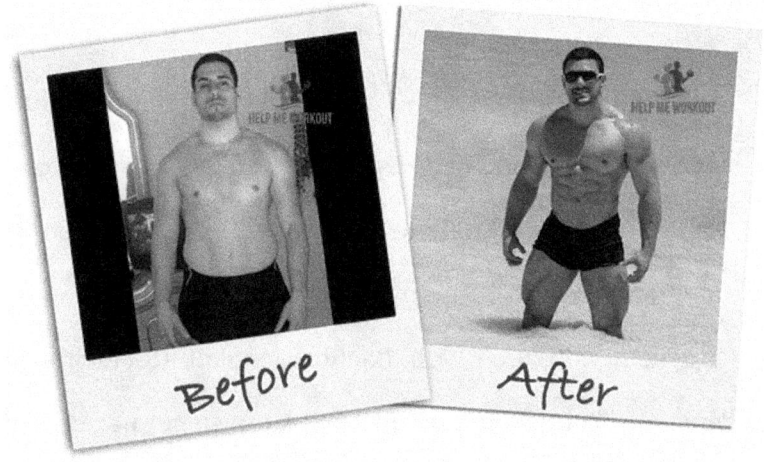

Mein Name ist George Kaplo. Ich bin ein zertifizierter Personal Trainer aus Montreal, Kanada. Ich beginne damit zu sagen, dass ich nicht der breiteste Typ bin, den Sie jemals treffen werden, und das war nie wirklich mein Ziel. Tatsächlich habe ich begonnen, meine größte Unsicherheit zu überwinden, als ich jünger war, was mein Selbstvertrauen war. Das lag an meiner Größe von nur 168 cm (5 Fuß 5 Zoll), die mich dazu drängte, alles zu versuchen, was ich jemals im Leben erreichen wollte. Möglicherweise stehen Sie gerade vor einigen

Herausforderungen oder Sie möchten einfach nur fit werden, und ich fühle mit Sicherheit mit Ihnen mit.

Ich persönlich war immer ein bisschen an der Gesundheits- und Fitnesswelt interes-siert und wollte wegen der zahlreichen Mobbingfälle in meinen Teenagerjahren wegen meiner Größe und meines übergewichtigen Körpers etwas Muskeln aufbauen. Ich dachte, ich könnte nichts gegen meine Körpergröße tun, aber ich kann sicher etwas dagegen tun, wie mein Körper aussieht. Dies war der Beginn meiner Transformationsreise. Ich hatte keine Ahnung, wo ich anfangen sollte, aber ich habe gerade erst angefangen. Ich war manchmal besorgt und hatte Angst, dass andere Leute sich über mich lustig machen würden, wenn sie die Übungen falsch machten. Ich wünschte immer, ich hätte einen Freund neben mir, der sich auskennt, um mir den Einstieg zu erleichtern und mich mit allem vertraut gemacht hätte.

Nach viel Arbeit, Studium und unzähligen Versuchen und Irrtümern begannen einige Leute zu bemerken, wie ich fit wurde und wie ich anfing, mich für das Thema zu interessieren. Dies führte dazu, dass viele Freunde und neue Gesichter zu mir kamen und mich um Rat fragten. Zuerst kam es mir seltsam vor, als Leute mich baten, ihnen zu helfen, in Form zu kommen. Aber was mich am Laufen hielt, war, als sie Veränderungen in ihrem eigenen Körper bemerkten und mir sagten, dass es das erste Mal war, dass sie echte Ergebnisse sahen! Von dort kamen immer mehr Leute zu mir und mir wurde klar, dass es mir nach so viel Lesen und Lernen in diesem Bereich geholfen hat, aber es erlaubte mir auch, anderen zu helfen. Ich bin jetzt ein vollständig zertifizierter Personal Trainer und habe zahlreiche Kunden trainiert, die erstaunliche Ergebnisse erzielt haben.

Heute besitzen und betreiben mein Bruder Alex Kaplo (ebenfalls zertifizierter Personal Trainer) und ich dieses Verlagsprojekt, in dem wir leidenschaftliche und erfahrene Au-toren zusammenbringen, um über Gesundheits- und Fitnessthemen zu schreiben. Wir betreiben auch eine Online-Fitness-Website „HelpMeWorkout.com". Ich würde mich freuen, wenn ich Sie einladen darf, diese Website zu besuchen und sich für unseren E-Mail-Newsletter anmelden (Sie erhalten sogar ein kostenloses Buch).

Zu guter Letzt, wenn Sie in der Position sind, in der ich einmal war und Sie etwas Hilfe wünschen, zögern Sie nicht und fragen Sie... Ich werde da sein, um Ihnen zu helfen!

Ihr Freund und Coach,

George Kaplo
Zertifizierter Personal Trainer

Ein weiteres Buch kostenlos herunterladen

Ich möchte mich bei Ihnen für den Kauf dieses Buches bedanken und Ihnen ein weiteres Buch (genauso lang und wertvoll wie dieses Buch), „7 Fitnessfehler, von denen Sie nicht wissen, dass Sie sie machen", völlig kostenlos anbieten.

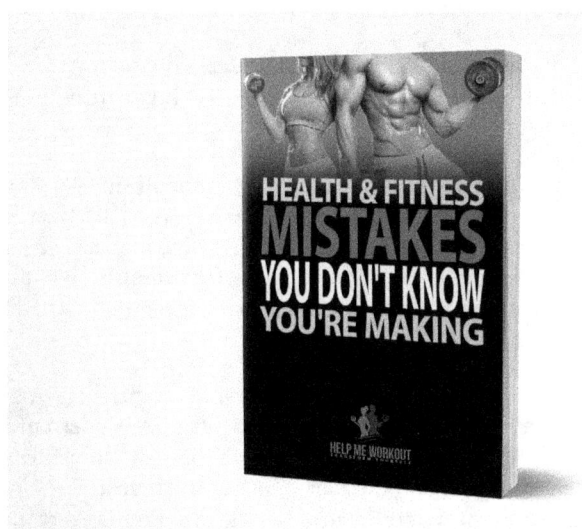

Klicken Sie auf den untenstehenden Link, um sich anzumelden und es zu erhalten:

www.hmwpublishing.com/gift

In diesem Buch werde ich 7 der häufigsten Fitnessfehler aufschlüsseln, die einige von Ihnen wahrscheinlich begehen, und ich werde enthüllen, wie Sie leicht in die beste Form Ihres Lebens kommen können!

Zusätzlich zum 7 Fitness-Fehlerbuch haben Sie auch die Möglichkeit, unsere neuen Bücher kostenlos zu bekommen, an Gewinnspielen teilzunehmen und andere wertvolle E-Mails von mir zu erhalten. Hier ist der Link zur Anmeldung:

www.hmwpublishing.com/gift

Copyright 2017 von HMW Publishing - Alle Rechte vorbehalten.

Dieses Dokument von HMW Publishing im Besitz der Firma A&G Direct Inc ist darauf ausgerichtet, genaue und zuverlässige Informationen in Bezug auf das behandelte Thema und den behandelten Sachverhalt bereitzustellen. Die Publikation wird mit dem Gedanken verkauft, dass der Verlag keine buchhalterischen, behördlich zugelassenen oder anderweitig qualifizierten Dienstleistungen erbringen muss. Wenn rechtliche oder berufliche Beratung erforderlich ist, sollte eine in diesem Beruf praktizierte Person bestellt werden.

Aus einer Grundsatzerklärung, die von einem Ausschuss der American Bar Association und einem Ausschuss der Verlage und Verbände gleichermaßen angenommen und gebilligt wurde.

Es ist in keiner Weise legal, Teile dieses Dokuments in elektronischer Form oder in gedruckter Form zu reproduzieren, zu vervielfältigen oder zu übertragen. Das Aufzeichnen dieser Veröffentlichung ist strengstens untersagt, und eine Speicherung dieses Dokuments ist nur mit schriftlicher Genehmigung des Herausgebers gestattet. Alle Rechte vorbehalten.

Die hierin bereitgestellten Informationen sind wahrheitsgemäß und konsistent, da jede Haftung in Bezug auf Unachtsamkeit oder auf andere Weise durch die Verwendung oder den Missbrauch von Richtlinien, Prozes-sen oder Anweisungen, die darin enthalten sind, in der alleinigen und vollständigen Verantwortung des Lesers des Empfängers liegt. In keinem Fall wird der Herausgeber für Reparaturen, Schäden oder Verluste aufgrund der hierin enthaltenen Informationen direkt oder indirekt rechtlich verantwortlich oder verantwortlich gemacht.

Die hierin enthaltenen Informationen werden ausschließlich zu Informationszwecken angeboten und sind daher universell. Die Darstellung der Informationen erfolgt ohne Vertrag oder Garantiezusage.

Die verwendeten Marken sind ohne Zustimmung und die Veröffentlichung der Marke ist ohne Erlaubnis oder Unterstützung durch den Markeninhaber. Alle Warenzeichen und Marken in diesem Buch dienen nur zu Erläuterungszwecken und gehören den Eigentümern selbst und sind nicht mit diesem Dokument verbunden.

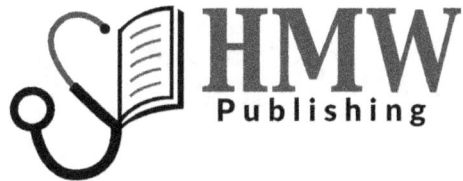

Für weitere tolle Bücher besuchen Sie uns:

HMWPublishing.com

www.ingramcontent.com/pod-product-compliance
Lightning Source LLC
LaVergne TN
LVHW011731060526
838200LV00051B/3127

Selbstdisziplin Üben

Der ultimative Anfängerleitfaden zur Entwicklung der Disziplin der Lebensübung – 30 tägliche Champion-Strategien zum Aufbau, zur Entwicklung und Kontrolle Ihrer Willenskraft und mentalen Belastbarkeit.

Von *Freddie Masterson*

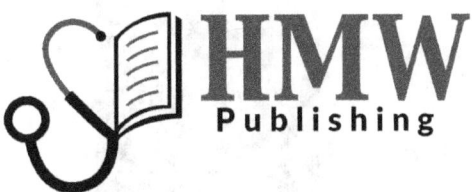

Für weitere tolle Bücher besuchen Sie uns:
HMWPublishing.com

Ein weiteres Buch kostenlos herunterladen

Ich möchte mich bei Ihnen für den Kauf dieses Buches bedanken und Ihnen ein weiteres Buch (genau so lang und wertvoll wie dieses Buch), „Gesundheits- & Fitnessfehler, von denen Sie nicht wissen, dass Sie sie machen", völlig kostenlos anbieten.

Besuchen Sie den untenstehenden Link, um sich anzumelden und es zu erhalten:

www.hmwpublishing.com/gift

In diesem Buch werde ich die häufigsten Gesundheits- und Fitnessfehler aufschlüsseln, die Sie wahrscheinlich gerade begehen, und ich werde aufzeigen, wie Sie sich leicht in die beste Form Ihres Lebens bringen können!

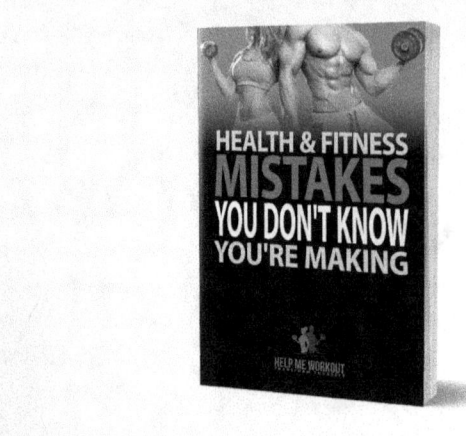

Zusätzlich zu diesem wertvollen Geschenk haben Sie auch die Möglichkeit, unsere neuen Bücher kostenlos zu bekommen, an Gewinnspielen teilzunehmen und andere wertvolle E-Mails von mir zu erhalten. Besuchen Sie erneut den Link, um sich anzumelden:

 www.hmwpublishing.com/gift